ZINA BENKIRANE
MOHAMAD ABDULILAH ALSAIR

Métodos de tratamento das doenças cardíacas

ZINA BENKIRANE
MOHAMAD ABDULILAH ALSAIR

Métodos de tratamento das doenças cardíacas

ScienciaScripts

Imprint

Any brand names and product names mentioned in this book are subject to trademark, brand or patent protection and are trademarks or registered trademarks of their respective holders. The use of brand names, product names, common names, trade names, product descriptions etc. even without a particular marking in this work is in no way to be construed to mean that such names may be regarded as unrestricted in respect of trademark and brand protection legislation and could thus be used by anyone.

Cover image: www.ingimage.com

This book is a translation from the original published under ISBN 978-3-639-71676-4.

Publisher:
Sciencia Scripts
is a trademark of
Dodo Books Indian Ocean Ltd. and OmniScriptum S.R.L publishing group

120 High Road, East Finchley, London, N2 9ED, United Kingdom
Str. Armeneasca 28/1, office 1, Chisinau MD-2012, Republic of Moldova, Europe
Managing Directors: Ieva Konstantinova, Victoria Ursu
info@omniscriptum.com

Printed at: see last page
ISBN: 978-620-3-32961-2

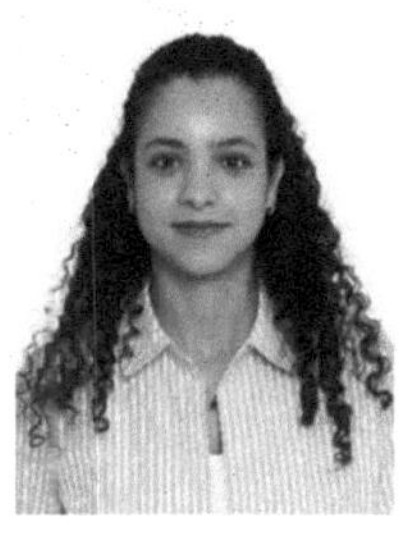

ZINA BENKIRANE

Estudante da Universidade de Medicina de Dalian

/ Dalian/Liaoning/china

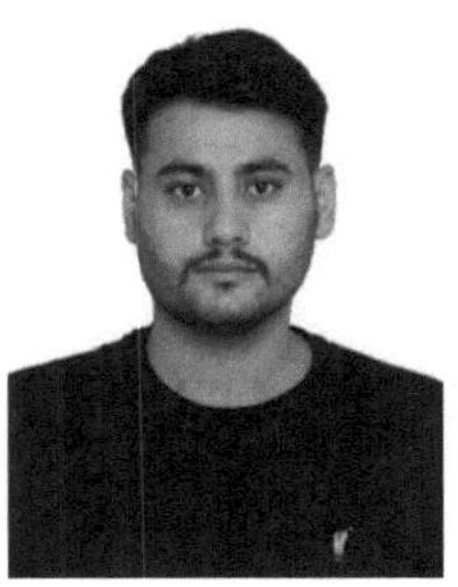

MOHAMAD ABDULILAH ALSAIR

Estudante da Universidade de Medicina de Dalian

Dalian/Liaoning/china

Dedicado aos anjos misericordiosos que:

O senhor dos mundos, que começou a guiar os seus

servos com o ensinamento da pena.

Os meus pais, cuja presença é para mim uma coroa de

honra e cujo nome é a razão da minha existência,

porque estas duas existências, depois do Senhor,

foram a fonte da minha existência, pegaram na minha

mão e ensinaram-me a caminhar neste vale cheio de

altos e baixos.

Conteúdo

Capítulo 1

O tratamento da doença cardíaca coronária (DCC) pode ajudar a gerir os sintomas e a reduzir o risco de complicações futuras. A doença cardíaca pode ser gerida eficazmente através de uma combinação de alterações do estilo de vida, medicamentos e, nalguns casos, cirurgia. Com um tratamento adequado, é possível reduzir os sintomas das doenças cardíacas e melhorar o funcionamento do coração. São utilizados vários medicamentos para tratar as doenças cardíacas, normalmente com o objetivo de baixar a pressão arterial ou dilatar as artérias. Alguns medicamentos para o coração têm efeitos secundários, pelo que pode demorar algum tempo a encontrar o medicamento certo para si. Um médico de clínica geral ou um especialista discutirá consigo as diferentes opções de tratamento. Os medicamentos para o coração não devem ser interrompidos repentinamente sem o parecer de um médico, pois isso pode agravar os sintomas.

Anticoagulantes

Os anticoagulantes são um grupo de medicamentos que podem ajudar a reduzir o risco de ataque cardíaco, diluindo o sangue e impedindo a sua coagulação.

Os anticoagulantes mais comuns são:
- Aspirina em dose baixa;
- Clopidogrel;
- Rivaroxabano;
- Ticagrelor;
- Prasugrel.

Estatinas

Se tiver colesterol elevado, ser-lhe-ão receitados medicamentos para baixar o colesterol, denominados estatinas.

Estes medicamentos incluem:

> Atorvastatina;

> Sinvastatina;

> Rosuvastatina;

> Pravastatina.

As estatinas exercem o seu efeito impedindo a formação de colesterol e aumentando o número de receptores de lipoproteínas de baixa densidade (LDL) no fígado. Isto ajuda a remover o colesterol LDL do sangue e reduz o risco de ataque cardíaco. Nem todas as estatinas são adequadas para todas as pessoas, pelo que poderá ter de experimentar vários tipos diferentes para encontrar a mais adequada para si.

Bloqueadores beta

Os beta-bloqueadores, incluindo atenolol, bisoprolol, metoprolol e nebivolol, são frequentemente utilizados para prevenir a angina e tratar a tensão arterial elevada. Ao impedir os efeitos de uma determinada hormona no organismo, estes medicamentos reduzem o ritmo cardíaco e melhoram o fluxo sanguíneo.

Nitratos

Os nitratos são utilizados para alargar os vasos sanguíneos e são também designados por vasodilatadores. Estes medicamentos estão disponíveis em várias formas, incluindo comprimidos, sprays e adesivos para a pele, como o trinitrato de glicerina e o mononitrato de isossorbida. Os nitratos exercem o seu efeito relaxando os vasos sanguíneos, aumentando assim o fluxo sanguíneo, baixando a tensão arterial e aliviando as dores cardíacas. Os nitratos podem causar efeitos secundários ligeiros, incluindo dores de cabeça, tonturas e rubor da pele.

Cirurgia cardíaca

Se os vasos sanguíneos estiverem estreitados pela acumulação de ateromas (depósitos de gordura) ou se os sintomas não forem controlados com medicação, podem ser necessários procedimentos de intervenção ou cirúrgicos para abrir ou contornar os vasos bloqueados.

Angioplastia coronária

A angioplastia coronária é também conhecida como intervenção coronária percutânea (ICP), angioplastia coronária transluminal percutânea (ACTP) ou angioplastia com balão. O termo coloquial para este procedimento é "heart springing" ou "heart springing". A angioplastia pode ser um tratamento de emergência para uma pessoa com angina ou com sintomas instáveis. Um angiograma coronário (um tipo de raio X utilizado para examinar os vasos sanguíneos) irá determinar se este tratamento é adequado para si. A cirurgia de bypass cardíaco é efectuada como tratamento de emergência durante um ataque cardíaco. Durante este procedimento, é introduzido um pequeno balão na veia para empurrar o tecido adiposo para fora da artéria estreitada. Isto leva ao restabelecimento do fluxo sanguíneo. Neste procedimento, é normalmente colocado um stent metálico na artéria para a manter aberta. Também é possível utilizar stents com fármacos. Ao libertarem o fármaco, estes stents impedem o novo estreitamento da artéria.

Cirurgia de revascularização do miocárdio

A cirurgia de revascularização do miocárdio (CABG), também conhecida como cirurgia de bypass, cirurgia de bypass cardíaco ou cirurgia de revascularização do miocárdio, é efectuada em pessoas que têm artérias estreitas ou bloqueadas. A angiografia coronária determinará se este tratamento é ou não adequado para si. A cirurgia de bypass da artéria coronária sem circulação extracorporal (OPCAB) é um tipo de cirurgia de bypass da artéria coronária que continua a fornecer sangue ao coração sem a necessidade de uma máquina cardiopulmonar. É inserido um vaso sanguíneo (enxertado) entre a artéria principal que sai do coração (a aorta) e parte da artéria coronária, contornando a área estreitada ou bloqueada. Por vezes, é utilizada uma artéria que fornece sangue para a parede torácica e é ligada a um dos vasos do coração. Neste caso, o sangue contorna a zona bloqueada ou estreitada.

Transplante de coração

Por vezes, quando o coração está gravemente danificado e os medicamentos já não são eficazes, ou quando o coração não consegue bombear sangue suficiente para o corpo (insuficiência cardíaca), uma pessoa pode precisar de um transplante de coração. Um transplante cardíaco envolve a substituição de um coração danificado ou em insuficiência cardíaca por um coração saudável de um dador.

Factores que contribuem para as doenças cardíacas
Idade

O envelhecimento aumenta o risco de danificar, contrair e enfraquecer os cancros do coração e das suas artérias.

Género

Os homens têm geralmente um risco de doença cardíaca. No entanto, após a menopausa, o risco aumenta nas mulheres.

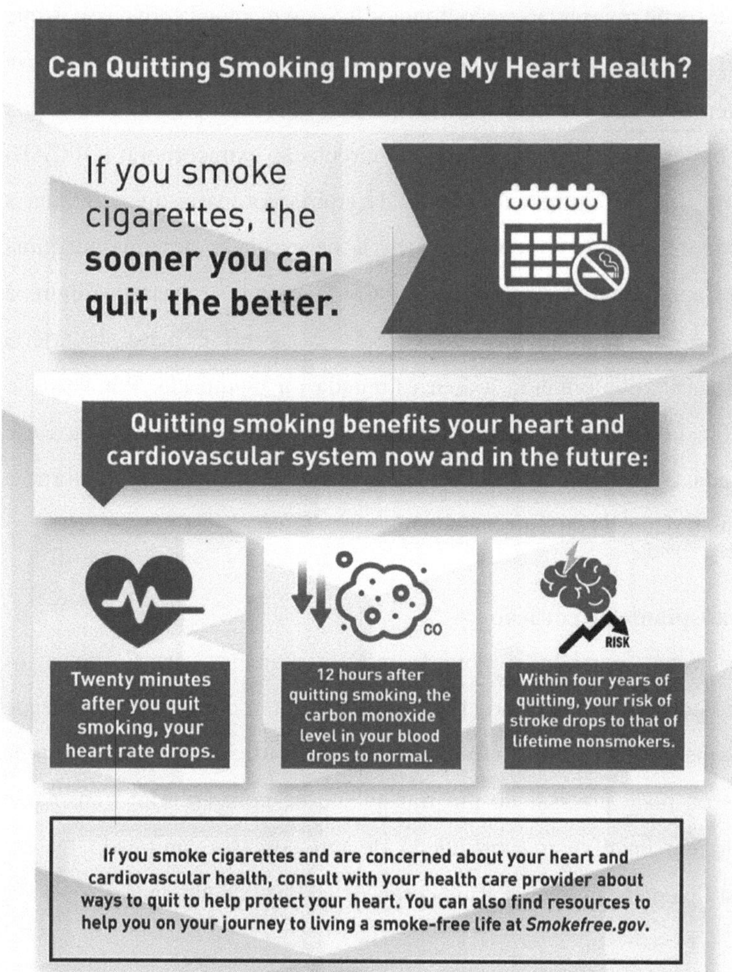

Figura 56. Que doenças cardiovasculares podem resultar do consumo de tabaco?

História familiar

Uma história familiar de doença cardíaca aumenta o risco de desenvolver doença arterial coronária.

Fumar

A nicotina contrai os vasos sanguíneos e o monóxido de carbono pode danificar o revestimento interno dos vasos sanguíneos. Desta forma, o risco de aterosclerose aumenta. Os ataques cardíacos são mais comuns nos fumadores do que nos não fumadores. Alguns medicamentos de quimioterapia e radioterapia para o cancro. Alguns medicamentos de quimioterapia e radioterapia podem aumentar o risco de doenças cardiovasculares.

Dieta adequada

Uma dieta rica em gordura, sal, açúcar e colesterol pode fazer falhar o tratamento das doenças cardíacas.

Tensão arterial elevada

A tensão arterial elevada não controlada pode levar ao endurecimento e espessamento das artérias, e o estreitamento das artérias impede o fluxo sanguíneo.

Níveis elevados de colesterol no sangue

Níveis elevados de colesterol no sangue podem aumentar o risco de desenvolvimento de placas e aterosclerose.

Diabetes

A diabetes aumenta o risco de doença cardíaca. Ambas as doenças têm factores de risco semelhantes, como a obesidade e a tensão arterial elevada.

Obesidade

O excesso de peso aumenta o risco de qualquer um dos factores acima referidos.

Falta de atividade física

A falta de atividade física tem uma relação direta com o risco de problemas cardíacos e com os factores que o aumentam.

Stress

O stress pode danificar as artérias e aumentar os factores que causam problemas cardíacos. A observância da higiene, que significa lavar as mãos regularmente e criar outros hábitos, pode:

> ➢ Para prevenir infecções virais ou bacterianas.
>
> ➢ Pode colocá-lo em risco de contrair infecções cardíacas, especialmente se já tiver uma doença cardíaca. O não cumprimento da higiene dentária também pode aumentar o risco de doença cardíaca e impedir o tratamento da doença cardíaca.

Efeitos secundários do não tratamento dos problemas cardíacos
Insuficiência cardíaca

Uma das complicações mais comuns da doença cardíaca é a insuficiência cardíaca. Esta ocorre quando o coração não consegue bombear sangue suficiente para o corpo. A insuficiência cardíaca pode ser causada por uma variedade de doenças cardíacas, incluindo defeitos cardíacos, doença cardíaca coronária, doença cardíaca valvular, infeção cardíaca ou cardiomiopatia.

Ataque cardíaco

A formação de coágulos sanguíneos nos vasos que levam o sangue ao coração provoca um ataque cardíaco, que pode danificar ou destruir parte do músculo cardíaco. A aterosclerose pode causar um ataque cardíaco.

Acidente vascular cerebral

Os factores que conduzem às doenças cardiovasculares também podem levar ao AVC. Este problema ocorre quando os vasos cerebrais são restringidos ou bloqueados e não chega sangue suficiente ao cérebro.

Doença arterial periférica (desconforto em vasos ramificados por todo o corpo)

A aterosclerose também pode levar à doença vascular periférica. Na altura deste desconforto, os órgãos inferiores do corpo, especialmente as pernas, não recebem sangue suficiente. Os sintomas deste mal-estar são dores fortes ao andar.

Insuficiência cardíaca

Trata-se, de facto, da perda da função cardíaca, da respiração e da consciência, que é frequentemente causada por uma arritmia. A paragem cardíaca súbita é uma emergência médica. Se não for tratada imediatamente, pode levar à morte.

Tratamento indireto das doenças cardíacas

Alguns tipos de doenças cardíacas, como a insuficiência cardíaca, não podem ser tratados. No entanto, ao prevenir as doenças cardíacas, é possível tratá-las indiretamente. As alterações do estilo de vida podem melhorar as condições cardíacas, tais como:

> ➢ Deixar de fumar;
> ➢ Tratamento da hipertensão arterial, do colesterol elevado e da diabetes;
> ➢ Fazer exercício físico durante 30 minutos por dia;
> ➢ Seguir uma dieta pobre em gorduras e em sal;
> ➢ Manter um peso saudável;

> Reduzir e controlar o stress;

> Cumprimento da higiene pessoal.

Como diagnosticar uma doença cardíaca

Os exames necessários para diagnosticar uma doença cardíaca dependem da opinião do médico. Independentemente do tipo de doença cardíaca, é provável que o médico efectue primeiro um exame físico e pergunte sobre a sua história clínica pessoal e familiar antes de efetuar quaisquer exames. Para além de análises ao sangue e uma radiografia do tórax, os exames para diagnosticar uma doença cardíaca podem incluir:

Eletrocardiograma (ECG)

Um ECG regista sinais eléctricos e o médico pode detetar irregularidades no ritmo e na estrutura do coração. Este exame pode ser efectuado quando o doente está ativo ou a fazer exercício.

Monitor de Holter

Um Holter é um dispositivo portátil para registo contínuo de ECG, normalmente utilizado durante 24 a 72 horas. O Holter é utilizado para detetar irregularidades do ritmo cardíaco que não são detectadas durante um eletrocardiograma.

Ecocardiograma

Durante este exame não invasivo, que inclui a ecografia torácica, são mostradas imagens detalhadas da estrutura e da função do coração.

Teste de ansiedade

Este tipo de exame envolve o aumento da frequência cardíaca com exercício ou medicação, ao mesmo tempo que são efectuados testes cardíacos e imagiologia para verificar o funcionamento do coração.

Cateterismo cardíaco

Neste teste, é introduzido um tubo estreito (bainha) numa veia ou artéria das pernas (virilha ou braço). De seguida, é introduzido um tubo longo, flexível e oco (guia do cateter) na bainha. Utilizando imagens de raios X num monitor, o médico insere a guia do cateter no tubo estreito até chegar ao coração. Com este método, é possível medir a pressão no interior das câmaras cardíacas. Neste método, é introduzido um corante especial no corpo e, em seguida, com a ajuda de radiação, o corante é detectado. Como resultado, o fluxo sanguíneo através do coração, dos vasos sanguíneos e das válvulas cardíacas será visível e as suas anomalias serão reconhecidas.

Tomografia computorizada (TC) cardíaca

Este exame é frequentemente utilizado para detetar problemas cardíacos.

Imagem por Ressonância Magnética (MRI) cardíaca

Para este exame, o doente deita-se numa cama dentro de um grande dispositivo semelhante a um tubo que produz um campo magnético. O campo magnético cria imagens que ajudam o médico.

Tratamento de problemas cardíacos

Existem diferentes tipos de tratamento das doenças cardíacas. Por exemplo, os antibióticos são utilizados se o coração tiver uma infeção. Em geral, o tratamento das doenças cardíacas inclui o seguinte

Mudança de estilo de vida

- Ter uma dieta com baixo teor de gordura e de sal.
- Pelo menos 30 minutos de exercício moderado na maioria dos dias da semana.
- Deixar de fumar.

Medicamentos

Se as alterações do estilo de vida não forem suficientes para tratar a doença cardíaca, o médico pode prescrever medicamentos para controlar a doença cardíaca. O tipo de medicamento depende do tipo de doença cardíaca.

Procedimentos médicos ou cirúrgicos

Se os medicamentos não responderem, o médico recomenda um método especial ou uma cirurgia. O tipo de procedimento depende do tipo de doença cardíaca e da extensão dos seus danos.

Remédios caseiros para problemas cardíacos

As doenças cardíacas podem ser melhoradas ou mesmo evitadas através de mudanças no estilo de vida. As seguintes mudanças podem ajudar qualquer pessoa que queira melhorar a saúde do seu coração:

Não fumar

O tabagismo é um importante fator de risco para as doenças cardíacas, especialmente a aterosclerose. Deixar de fumar é a melhor forma de reduzir o risco de doença cardíaca e as suas complicações.

Controlo da tensão arterial

Verificar a tensão arterial de poucos em poucos meses. Se a pressão for mais elevada do que o habitual ou se houver antecedentes de doença cardíaca, o médico recomenda o controlo frequente da pressão arterial. A tensão arterial ideal é inferior a 120 na sístole e 80 na diástole, medida em milímetros de mercúrio (mmHg).

Medição do colesterol no sangue

A partir dos 20 anos de idade, faça uma análise ao colesterol pelo menos de 5 em 5 anos. Se tiver um historial de colesterol elevado na família, pode ser necessário fazer o teste mais cedo. Se o resultado do teste não for favorável, o médico recomenda a repetição dos exames.

Controlo da diabetes no sangue

Se tem diabetes, controlar o açúcar no sangue pode ajudar a tratar problemas cardíacos.

Exercício e prática

Exercício para manter;

> - Peso equilibrado;
> - Controlo da diabetes;
> - Tensão arterial;
> - Colesterol elevado;
> - Factores que aumentam o risco de doença cardíaca.

Se sofre de arritmia cardíaca ou de um defeito cardíaco congénito e tem limitações no exercício, consulte um cardiologista neste caso.

Comer alimentos saudáveis

Dieta do açúcar baseada em:

> Frutos;

> Os legumes;

> Tipos de cérebros;

> Alimentos com baixo teor de gordura, colesterol e sal;

> Deixar de consumir açúcar.

Todos eles podem ajudar a controlar o peso, a tensão arterial e o colesterol.

Manter um peso equilibrado

O excesso de peso aumenta o risco de doença cardíaca. Um IMC inferior a 25 e um perímetro da cintura igual ou inferior a 35 polegadas (88,9 cm) têm como objetivo prevenir e tratar as doenças cardíacas.

Gestão do stress

Reduzir o stress tanto quanto possível. Pratique técnicas de gestão do stress, como a respiração profunda.

Acumulação de fluidos e congestão pulmonar

Infelizmente, a acumulação de líquidos e a congestão pulmonar são comuns nas pessoas com insuficiência cardíaca e são a causa mais importante dos sintomas da insuficiência cardíaca.

Sintomas de insuficiência cardíaca

Na insuficiência cardíaca, a bomba cardíaca funciona de forma mais fraca do que o normal. O organismo retém água e sal para compensar o enfraquecimento da bomba cardíaca. A acumulação de sódio e água pode inicialmente melhorar a função cardíaca, mas eventualmente esta

acumulação torna-se cada vez maior e causa todo o tipo de sintomas,
incluindo:

Aumento de peso na insuficiência cardíaca

O sal e a água podem provocar um aumento de peso rápido e
significativo. É por isso que os médicos aconselham os doentes com
insuficiência cardíaca a medirem o seu peso todos os dias. O aumento
de peso devido à rápida acumulação de água em excesso pode ser um
sinal importante de insuficiência cardíaca que está fora de controlo e
que necessita de ser ajustada através de medicação ou dieta.

Edema ou inchaço na insuficiência cardíaca

O edema ou inchaço é um dos sintomas mais comuns da insuficiência
cardíaca. O excesso de água acumula-se normalmente nos membros
inferiores e nos tornozelos. Este inchaço pode ser muito grave e
incómodo. Além disso, a ascite (acumulação de líquido no abdómen)
pode ser observada em pessoas com insuficiência cardíaca direita.
Este problema está normalmente associado a outros problemas, como
disfunção hepática e perturbações digestivas graves.

Congestão pulmonar

Na insuficiência cardíaca, a acumulação de água e sal no organismo
aumenta a pressão nas câmaras cardíacas. Esta pressão faz com que o
líquido se acumule e seja empurrado de volta para os pulmões, o que
não tem outro resultado senão a congestão pulmonar. Devido à
elevada prevalência de congestão cardíaca, a insuficiência cardíaca é
normalmente designada por insuficiência cardíaca congestiva. A

congestão pulmonar dificulta a respiração e pode causar outros sintomas, incluindo:

Falta de ar ativa

A falta de ar é um dos sintomas comuns dos doentes com insuficiência cardíaca. Num doente com insuficiência cardíaca, tanto a função cardíaca como a acumulação de líquidos no corpo são afectadas. À medida que estas alterações ocorrem, a quantidade de atividade necessária para causar falta de ar varia. Por isso, as pessoas com insuficiência cardíaca devem prestar atenção à quantidade de atividade que podem fazer. Note-se que a falta de ar é normalmente acompanhada por uma tosse seca, que pode ser um sinal de agravamento da congestão pulmonar.

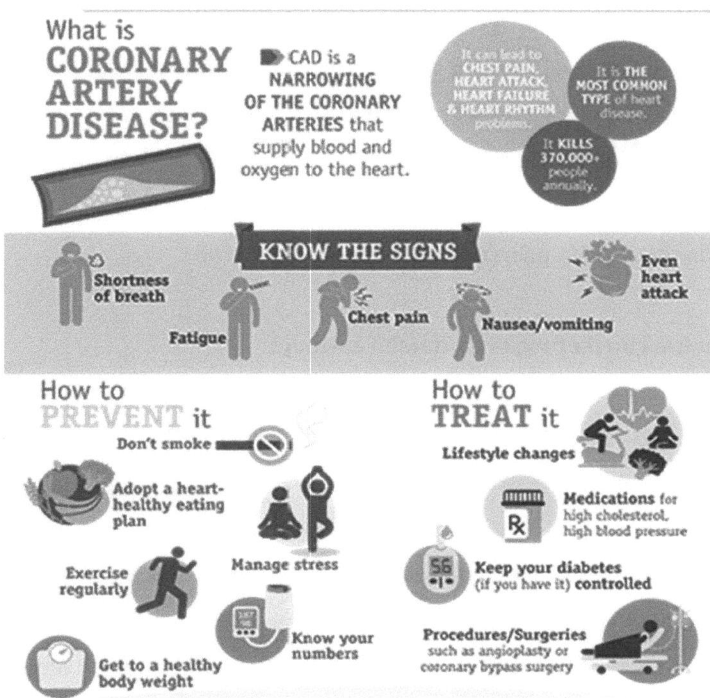

Figura 57. Falta de ar ativa

Palpitações cardíacas e falta de ar

Ortopneia (falta de ar quando se está deitado)

Este sintoma pode ser grave ou fraco, dependendo da gravidade da insuficiência cardíaca. Um sinal comum de agravamento da insuficiência cardíaca congestiva é a necessidade de mais almofadas para dormir.

Dispneia intermitente nocturna (PND)

Este problema é outro sintoma comum da insuficiência cardíaca. As pessoas com este problema acordam de repente e sentem falta de ar.

Edema pulmonar agudo

19

O edema pulmonar agudo é causado por uma congestão pulmonar rápida e súbita e provoca falta de ar e tosse intensa no doente. O edema pulmonar é considerado uma emergência médica. Nas pessoas com insuficiência cardíaca crónica, este problema é normalmente causado por uma alteração súbita do estado do coração e, por vezes, pode ser causado pelo consumo súbito de muito sal.

Diminuição da função da bomba cardíaca

A função mais importante do coração é bombear sangue para os órgãos do corpo. Nos doentes com insuficiência cardíaca, esta função de bombagem cardíaca diminui, pelo menos em certa medida. Na maioria dos casos, os sintomas de redução da função de bombeamento do coração são identificados nas fases finais da insuficiência cardíaca, quando o músculo cardíaco está gravemente enfraquecido. As pessoas com estes sintomas morrem normalmente mais cedo do que as outras.

Perturbações do ritmo cardíaco

A insuficiência cardíaca conduz normalmente a perturbações do ritmo cardíaco, especialmente fibrilhação auricular (FA), CAP e PVC. Estes distúrbios do ritmo causam sintomas como:

> ➢ Palpitações cardíacas;
> ➢ Síncope (perda de consciência);
> ➢ Sentir-se tonto.

Fraqueza do músculo cardíaco (cardiomiopatia dilatada): Causas, sintomas e tratamento

1- Casa;

2- /;

3- Artigos.

A cardiomiopatia (fraqueza do músculo cardíaco) é um tipo de doença cardíaca que consiste em quatro tipos distintos. A cardiomiopatia dilatada é um tipo comum de cardiomiopatia que enfraquece o músculo cardíaco e faz com que este se estique ou alargue. Quando o músculo cardíaco está fraco, não consegue bombear o sangue tão bem como deveria. Após cada batimento cardíaco, fica mais sangue no coração. Quanto mais sangue permanece no coração, mais o músculo cardíaco é esticado e até enfraquecido. A cardiomiopatia dilatada pode ser causada por vários factores. Esta complicação pode ser causada por várias doenças ou afecções. Algumas pessoas têm um historial familiar de cardiomiopatia dilatada. Segundo algumas pessoas, a razão não é clara. No início, pode não ter quaisquer sintomas. Ou pode ter sintomas como sentir-se muito cansado ou fraco. O objetivo do tratamento é retardar a progressão da doença e ajudá-lo a sentir-se melhor. Também pode estar a ser tratado para a causa da cardiomiopatia. É provável que necessite de medicação ou de um pacemaker. O autocuidado é outra parte importante do seu tratamento. Inclui coisas que pode fazer todos os dias para se sentir melhor e manter-se tão saudável quanto possível.

Qual é a causa da cardiomiopatia dilatada?

Muitas vezes, a causa da cardiomiopatia dilatada e da fraqueza do músculo cardíaco é desconhecida. Até um terço das pessoas afectadas herdam a doença dos pais. Algumas doenças, condições e itens também podem causar a doença, tais como:

> ➢ Doença coronária, ataque cardíaco, hipertensão arterial, diabetes, doenças da tiroide, hepatite viral e VIH.
> ➢ Infecções, especialmente infecções virais que inflamam o músculo cardíaco.
> ➢ Se tiver uma alimentação incorrecta, é propenso a esta doença.

➢ Complicações no último mês de gravidez ou 5 meses após o parto.

➢ Certas toxinas, como o cobalto.

➢ Alguns medicamentos (como a cocaína e as anfetaminas) e dois medicamentos utilizados no tratamento do cancro (doxorrubicina e daunorrubicina).

Sintomas de cardiomiopatia dilatada e fraqueza do músculo cardíaco

Nas fases iniciais da cardiomiopatia, uma pessoa pode não apresentar quaisquer sinais ou sintomas. No entanto, à medida que a doença progride, os sintomas tornam-se normalmente evidentes.

Os sintomas associados à fraqueza do músculo cardíaco incluem:

➢ Tosse quando se está deitado;

➢ Inchaço abdominal devido à acumulação de líquido no abdómen;

➢ Falta de ar durante o exercício ou em repouso;

➢ Inflamação nos membros inferiores, incluindo pés e tornozelos;

➢ Falta de energia;

➢ Tonturas e vertigens;

➢ Fraco;

➢ Desconforto ou pressão no peito;

➢ Batimentos cardíacos rápidos ou acelerados.

Se não procurar tratamento, é provável que estes sintomas se agravem. A taxa de progressão destes tipos de problemas cardíacos varia, para

algumas pessoas a condição é estável durante algum tempo. Noutras,
progride rapidamente.

Diagnóstico

Para confirmar a doença do músculo cardíaco de um doente (fraqueza
do músculo cardíaco) e identificar o seu tipo, os cardiologistas
utilizam uma série de técnicas avançadas de imagiologia , incluindo as
seguintes, para além de analisarem os sintomas, os registos médicos e
a história familiar:

- **Análises ao sangue:** Uma análise ao sangue permite contar os
  glóbulos vermelhos e brancos, bem como o nível de
  hemoglobina e outros componentes do sangue.
- **Radiografia do tórax:** São imagens do coração, pulmões, vias
  respiratórias e vasos sanguíneos.
- **Cateterismo cardíaco:** Um tubo fino chamado cateter é
  inserido num vaso sanguíneo grande que conduz ao coração
  para ver como o coração está a funcionar.
- **Ecocardiograma (eco):** Utiliza ondas de ultra-sons para avaliar
  a estrutura e a função do coração.
- **Eletrocardiograma (ECG):** Regista a atividade eléctrica do
  coração durante um período de tempo.
- **Teste de exercício ou de esforço:** Determina o funcionamento
  do coração quando o corpo está sob stress físico.

Complicações

**A cardiomiopatia pode levar a outras doenças cardíacas.
Incluindo:**

- Insuficiência cardíaca - Porque o coração é incapaz de bombear
  o sangue de forma eficaz.

- ➢ Coágulo sanguíneo - Que ocorre quando o coração não bombeia o sangue.
- ➢ Problemas com as válvulas - Devido ao tamanho do coração, mais pode impedir que as válvulas se fechem corretamente.
- ➢ Paragem cardíaca e morte súbita - Pode ser causada por um ritmo cardíaco anormal.

Tratamento

O objetivo do tratamento da cardiomiopatia dilatada é aliviar os sintomas. O seu plano de tratamento depende da gravidade da sua cardiomiopatia e dos sintomas que está a sentir. O seu médico pode recomendar medicamentos, cirurgia, alterações do estilo de vida ou uma combinação dos três para gerir a sua doença.

Medicamentos

Se tiver uma doença subjacente que esteja a causar a cardiomiopatia dilatada, é importante tratar a doença subjacente. Se o seu médico descobrir a causa da sua cardiomiopatia, esta será tratada imediatamente com os medicamentos corretos.

Os medicamentos incluem:

- ➢ Inibidores da ECA;
- ➢ Bloqueadores beta;
- ➢ Bloqueadores dos canais de cálcio;
- ➢ Medicamentos antiarrítmicos;
- ➢ Anticoagulantes;
- ➢ Digoxina.

Cirurgia e outros procedimentos

A cirurgia pode ser o tratamento certo para si. Um cardioversor-desfibrilhador implantável (CDI) pode ser utilizado cirurgicamente para controlar problemas de ritmo cardíaco. Este pode administrar um choque elétrico para controlar o ritmo anormal. Um pacemaker implantado pode ser utilizado para regular as contracções entre os lados esquerdo e direito do coração. Num pequeno número de casos, pode ser necessário um transplante de coração.

Mudança de estilo de vida

Se a cardiomiopatia for tratada e gerida de forma adequada, muitas pessoas com esta doença conseguem lidar com ela com apenas algumas alterações no seu estilo de vida normal:

- ➤ **Seja ativo.** Faça exercício regularmente, mas não demasiado intenso. Se nunca foi ativo antes, o seu médico pode querer que comece a fazer exercício. Mas não comece até falar com o seu médico sobre um programa de exercício seguro a recomendar.
- ➤ **Não fumar.** Fumar pode agravar a doença cardíaca. Se precisar de ajuda para deixar de fumar, fale com o seu médico sobre programas e medicamentos para deixar de fumar. Estas coisas podem aumentar as hipóteses de deixar de fumar para sempre.
- ➤ **Fazer uma dieta saudável para o coração.**
- ➤ **Ter um peso saudável.** Perder peso se necessário.
- ➤ **Limite o sódio se o seu médico o recomendar.** Isto ajuda a evitar a acumulação de fluidos no seu corpo. Isto pode ajudá-lo a sentir-se melhor.
- ➤ **Controlar e tratar outros problemas de saúde.** Estes incluem diabetes, tensão arterial elevada e colesterol elevado. Se pensa que pode ter um problema com álcool ou drogas, fale com o seu médico.

Doença arterial coronária e letargia e fraqueza

A doença arterial coronária é uma obstrução que restringe o fluxo sanguíneo para o coração e pode eventualmente conduzir a um ataque cardíaco. A fraqueza e a fadiga persistentes são comuns após um ataque cardíaco e são mais frequentes nas mulheres. A letargia nos doentes cardíacos pode ocorrer devido a vários factores, como os efeitos secundários dos medicamentos e a depressão. Até 65% das pessoas referem sintomas de depressão, como letargia e fraqueza, após um ataque cardíaco.

Fibrilhação auricular e letargia e fraqueza

As perturbações do ritmo cardíaco são formas comuns de doenças cardíacas, sendo a fibrilhação auricular o principal tipo. Embora a fibrilhação auricular provoque um batimento cardíaco irregular, muitas pessoas não apresentam sintomas óbvios. Mas se houver sintomas, a letargia e a fraqueza são sintomas comuns. Nos casos de fibrilhação auricular, o coração tende a bater de forma irregular e rápida, o que reduz a eficácia da força de batimento e pode provocar letargia e fraqueza. A letargia e a fraqueza, tal como outros sintomas da fibrilhação auricular, como a confusão e a falta de ar, afectam frequentemente a qualidade de vida.

Insuficiência cardíaca, letargia e fraqueza

A insuficiência cardíaca é uma doença caracterizada pela incapacidade do coração para bombear o sangue de forma eficaz, conduzindo frequentemente a uma profunda letargia e fraqueza. Muitas pessoas com insuficiência cardíaca referem a letargia e a fraqueza como sintomas debilitantes da sua doença. Os investigadores pensam que a diminuição do fluxo sanguíneo para os músculos é uma das razões pelas quais a insuficiência cardíaca provoca letargia e fraqueza. Além disso, a depressão, as perturbações do sono e a falta de ar também estão associadas à letargia e à fraqueza nas pessoas com insuficiência cardíaca.

Letargia e fraqueza na insuficiência cardíaca

Lidar com qualquer doença crónica pode ser emocionalmente desgastante e fisicamente exigente. A insuficiência cardíaca não é uma exceção. Certas caraterísticas da própria insuficiência cardíaca, uma doença que se baseia na incapacidade do coração de bombear sangue suficiente para satisfazer as necessidades do organismo, podem efetivamente provocar falta de energia, letargia e fraqueza. Os investigadores referiram que as pessoas com insuficiência cardíaca citam frequentemente a letargia e a fraqueza como um dos sintomas mais debilitantes da sua doença. Felizmente, tal como outros sintomas de insuficiência cardíaca, a letargia e a fraqueza podem ser geridas com sucesso.

Falha na bombagem

Ataque cardíaco, infecções virais, doenças da tiroide e abuso de substâncias são possíveis causas de insuficiência cardíaca. Quando a capacidade do coração para bombear sangue para o corpo fica comprometida, surgem os sintomas de insuficiência cardíaca. Estes sintomas incluem dificuldade em respirar e inchaço das pernas. Existem sintomas mais subtis, como baixos níveis de energia e letargia. A causa do fraco fluxo sanguíneo para os músculos pode ser um certo grau de letargia e fraqueza relacionado com a insuficiência cardíaca. Além disso, a redução do fluxo sanguíneo para os músculos respiratórios torna a falta de ar mais grave nas pessoas que já sofreram insuficiência cardíaca devido à acumulação de líquidos nos pulmões. Consequentemente, mesmo uma atividade física moderada pode provocar problemas respiratórios e uma sensação de letargia e fraqueza.

Sonho mau

A insuficiência cardíaca também pode provocar falta de ar e dificuldade em respirar durante o sono. As pessoas com insuficiência cardíaca apresentam frequentemente sintomas denominados dispneia nocturna, ou DPN, que resultam em dificuldade respiratória intermitente durante a noite. Não é de admirar que a DPN possa ter um efeito muito perturbador no sono normal, provocando letargia e fraqueza. Muitas pessoas com insuficiência cardíaca também sofrem de perturbações do sono, como a apneia do sono. De facto, a apneia do sono, uma doença crónica que provoca o estreitamento das vias respiratórias durante o sono, é um fator de risco para a insuficiência cardíaca. As pessoas com apneia do sono sentem-se frequentemente cansadas quando acordam depois de uma noite inteira de sono.

Medicamentos

Os medicamentos bloqueadores beta reduzem a pressão sobre o coração e são considerados o principal tratamento para a insuficiência cardíaca. Estes medicamentos, como o atenolol (Tenormin) e o metoprolol (Lopressor), também têm sido associados a letargia, fraqueza e depressão. O próprio estado depressivo pode diminuir os níveis de energia e aumentar a fadiga associada à insuficiência cardíaca.

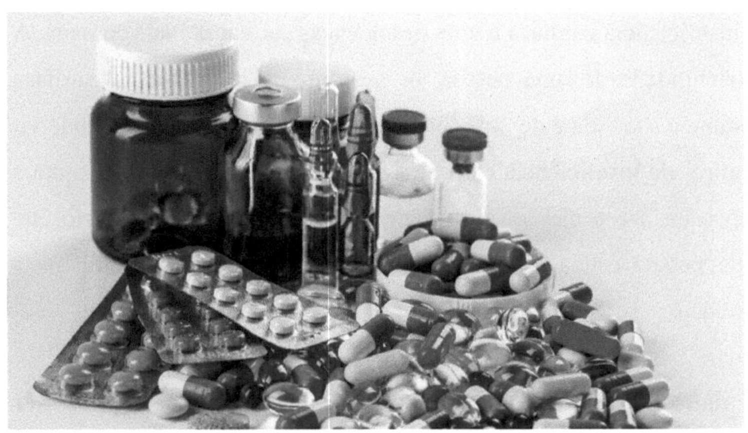

Figura 58. Medicamentos

Gestão

Tendo em conta que alguns factores conduzem normalmente à letargia e à fraqueza nas pessoas com doença cardíaca, é frequentemente necessária uma abordagem multifacetada para aumentar os níveis de energia. A muitas pessoas com doença cardíaca são prescritos beta-bloqueadores para controlar o ritmo cardíaco e reduzir a pressão sobre o coração. Embora os bloqueadores tenham sido historicamente associados a alguns efeitos secundários, como a letargia e a fraqueza, os seus benefícios para o coração ultrapassam os riscos.

No entanto, se se pensar que a letargia e a fraqueza são causadas por um beta-bloqueador, o ajuste da dose e da altura do dia em que o medicamento é tomado pode ser eficaz. Além disso, o exercício regular, se aprovado pelo seu médico , pode melhorar a qualidade do sono e ajudar a combater a letargia e a fraqueza. Se a letargia e a fraqueza ocorrerem juntamente com a depressão, o tratamento da depressão pode ser útil neste aspeto.

Sintomas de insuficiência cardíaca

A insuficiência cardíaca é uma das doenças cardíacas mais comuns. A probabilidade de uma pessoa vir a sofrer de insuficiência cardíaca durante a sua vida é de 20%, ou seja, uma em cada 5 pessoas pode vir a sofrer de insuficiência cardíaca. Por conseguinte, tendo em conta a importância e a elevada prevalência desta doença, é necessário que cada pessoa esteja familiarizada com os sintomas da insuficiência cardíaca.

A maioria dos sintomas de insuficiência cardíaca pode ser dividida em três categorias gerais:

1- Sintomas causados por sobrecarga e congestão de fluidos;

2- Sintomas provocados pela diminuição do bombeamento do coração;

3- Sintomas provocados por uma arritmia cardíaca.

Sintomas causados pela retenção de líquidos

A acumulação de líquidos no corpo e a congestão pulmonar são infelizmente observadas em pessoas com insuficiência cardíaca e estão entre as causas mais comuns de sintomas em pessoas com insuficiência cardíaca. Nas pessoas com insuficiência cardíaca, a potência de bombeamento do coração diminui e o organismo aumenta o volume de sangue e de fluidos corporais através da retenção de água e sal para compensar esta diminuição da potência contrátil e compensar a insuficiência cardíaca. Esta retenção de água e sal no organismo provoca vários sintomas, que incluem:

Ganho de peso

A retenção de sal e de líquidos pode provocar um aumento de peso significativo e rápido. Por este motivo, os médicos pedem às pessoas com insuficiência cardíaca que meçam o seu peso todos os dias. O aumento súbito de peso devido à rápida acumulação de líquidos pode ser um sinal importante de insuficiência cardíaca não controlada que requer ajustes nos medicamentos ou na dieta.

Humano

O edema ou inchaço do corpo é comum na insuficiência cardíaca. O excesso de líquido tende a acumular-se na parte inferior das pernas e nos tornozelos e, na maioria dos casos, este inchaço é bastante óbvio e incómodo. Além disso, no caso de insuficiência cardíaca grave ou insuficiência cardíaca direita, o excesso de líquido pode acumular-se na cavidade abdominal e criar uma situação denominada "ascite".

Congestão pulmonar

Na insuficiência cardíaca, a acumulação de sal e de fluidos corporais aumenta a pressão nas cavidades cardíacas. A pressão sanguínea elevada dentro das câmaras cardíacas faz com que algum líquido em excesso se acumule nos pulmões, resultando em congestão pulmonar. Uma vez que a congestão pulmonar é tão comum, é frequente ouvir o termo "insuficiência cardíaca congestiva" ser utilizado como sinónimo de insuficiência cardíaca. Esta congestão pulmonar provoca normalmente problemas respiratórios, que podem causar vários sintomas distintos, incluindo:

Falta de ar durante a atividade física e o desporto

A "dispneia" ou falta de ar é muito comum em pessoas com insuficiência cardíaca. A acumulação de fluido no pulmão faz com que as cavidades pulmonares se encham de fluido e o movimento dos gases respiratórios, como o oxigénio, não se realiza corretamente. Normalmente, estas pessoas não apresentam muitos sintomas durante o repouso, mas quando começam a praticar exercício e atividade física, sentem falta de ar, redução dos pulmões e fadiga prematura. Em doenças graves, estes sintomas podem ser observados mesmo em repouso. É de salientar que a falta de ar durante o exercício é frequentemente acompanhada por uma tosse seca. Naturalmente, a tosse pode ocorrer isoladamente e antes da falta de ar. Uma tosse forte durante a atividade física pode também ser um sinal de agravamento da congestão pulmonar.

Ortopneia

A ortopneia é a falta de ar que ocorre quando se está deitado. A pessoa doente está confortável quando está sentada ou de pé, ou tem poucos sintomas, mas assim que se deita, sente falta de ar e sintomas de ansiedade. Para ultrapassar este problema, estes doentes usam mais almofadas para dormir, de modo a que, ao elevar os pulmões do corpo, a quantidade de líquido acumulado diminua e os sintomas sejam reduzidos. A necessidade de mais almofadas para dormir é um sinal de agravamento da doença cardíaca e de insuficiência cardíaca.

Dispneia paroxística nocturna PND

Outro sintoma de agravamento da insuficiência cardíaca é a NDP. As pessoas com NDP acordam subitamente de um sono profundo algumas horas depois de terem adormecido e sentem falta de ar. A falta de ar destes doentes dura alguns minutos a meia hora e depois desaparece.

Ligadura

A estenose é um sintoma observado em doentes com insuficiência cardíaca que só foi descrito nos últimos anos. Este sintoma refere-se à falta de ar que ocorre quando se dobra para a frente. As pessoas que têm este sintoma sentem falta de ar e sintomas de insuficiência cardíaca quando atam os atacadores ou apanham algo do chão ou quando se prostram para rezar.

Edema pulmonar agudo

O edema pulmonar agudo é causado pela acumulação rápida e súbita de líquido nos pulmões. Nalguns casos, quando a insuficiência cardíaca ocorre rapidamente ou quando a gravidade da insuficiência cardíaca é elevada, os pulmões ficam rapidamente cheios de líquido e a capacidade respiratória dos pulmões fica muito reduzida. Os sintomas destes doentes desenvolvem-se rapidamente e estes doentes sofrem de fome de ar mesmo quando estão em repouso e, para compensar a falta de oxigénio no corpo, respiram profunda e rapidamente, o que, passado algum tempo e com a fadiga dos músculos respiratórios, os sintomas voltam a intensificar-se. O edema pulmonar é uma das emergências médicas que exige o tratamento dos doentes em departamentos especiais com recurso a medicamentos injectáveis.

Sintomas causados por uma diminuição da força de bombeamento do coração

A principal função do coração é transportar o sangue para todos os órgãos do corpo. Nas pessoas com insuficiência cardíaca, esta ação de bombeamento é normalmente reduzida até certo ponto. Na maior parte dos casos, os sintomas de um bombeamento cardíaco deficiente (também designado por "insuficiência cardíaca") manifestam-se como uma falta de sangue nos órgãos do corpo, como os músculos, o cérebro e outras partes do corpo. Os sintomas de uma capacidade de bombagem reduzida são numerosos, mas os mais óbvios são:

> Fraqueza e fadiga extremas;

> Fraqueza e atrofia muscular;

> Letárgico e sem vida;

> Perda de peso acentuada.

Os sintomas de redução do bombeamento cardíaco são normalmente sintomas muito importantes e, obviamente, sintomas como estes não são compatíveis com uma vida longa, exceto nos casos em que a função cardíaca pode ser melhorada com medicamentos ou se não for possível recorrer a um transplante cardíaco ou a um dispositivo de assistência ventricular. As pessoas com insuficiência cardíaca que provoca este tipo de sintomas normalmente morrem relativamente cedo.

Sintomas causados por arritmia cardíaca

Os doentes com insuficiência cardíaca têm normalmente arritmias. As arritmias como a "fibrilhação auricular", os "batimentos cardíacos prematuros" e a "taquicardia" são sintomas comuns em doentes com insuficiência cardíaca. Os sintomas que podem ocorrer devido a arritmia em pessoas com insuficiência cardíaca incluem:

> Batimento cardíaco;

> Sentir-se tonto e com tonturas;

> Diminuição do nível de consciência e síncope.

Qual é a função das artérias coronárias?

Os vasos que são responsáveis pelo fornecimento de sangue ao coração e que fornecem sangue oxigenado e nutrientes ao coração são chamados artérias coronárias. Estes vasos podem estreitar-se ou ficar doentes por várias razões, e nesse caso dizemos que a pessoa sofre de doença das artérias coronárias. Uma vez que muitas pessoas em todo o mundo estão a lidar com este problema, neste artigo vamos tentar fornecer aos leitores informações completas sobre a doença das artérias coronárias.

O que é a doença das artérias coronárias?

A doença de oclusão das artérias coronárias é causada pela acumulação de partículas contendo colesterol e inflamação nas paredes destes vasos. Quando as partículas que contêm colesterol se acumulam nas paredes das artérias, levam à formação de placas, que podem causar o estreitamento das artérias do coração. Por conseguinte, a quantidade de fluxo sanguíneo que chega ao coração é reduzida e esta redução do fluxo sanguíneo para o músculo cardíaco leva a dores no peito ou angina de peito ou falta de ar. Se estes vasos forem súbita e completamente bloqueados, o doente tem um ataque cardíaco. Uma vez que os bloqueios dos vasos cardíacos ocorrem ao longo de vários anos ou décadas, o doente pode não apresentar sintomas no início da doença, até que o estreitamento se torne grave ou conduza a um bloqueio completo e a um ataque cardíaco. O que é importante é que o doente pode tomar muitas medidas para prevenir ou tratar esta doença.

Porque é que as artérias do coração estão fechadas?

Acredita-se que o início da doença arterial coronária se deve a danos na camada interna destes vasos, e estes danos podem ocorrer muito cedo ou mesmo na infância. Os factores que podem levar a estes danos incluem: Tabaco, hipertensão arterial, colesterol elevado, diabetes, resistência à insulina, sedentarismo, etc. Quando a camada interna das artérias coronárias é destruída ou danificada, acumulam-se neste local partículas de gordura contendo colesterol e células inflamatórias, sendo este processo designado por aterosclerose ou endurecimento das artérias. Se a superfície superior desta placa de gordura, que se forma na parede do vaso, se rasgar, leva à acumulação de células sanguíneas chamadas plaquetas, o que pode levar ao bloqueio completo do vaso e à ocorrência do chamado ataque cardíaco agudo (AVC).

Angiografia cardíaca

Sintomas de doença cardíaca coronária

Quando as artérias coronárias estão estreitadas, não conseguem fornecer sangue oxigenado suficiente ao coração, especialmente após um aumento do ritmo cardíaco, bem como após atividade ou stress mental.

Dor no peito ou angina de peito

Como já foi referido, no início do curso desta doença, os doentes são assintomáticos. As estenoses inferiores a 50% não são clinicamente importantes e não provocam qualquer tipo de sintomas. As estenoses clinicamente importantes (mais de 60%) muitas vezes não provocam sintomas no doente durante o repouso, porque a quantidade de sangue que chega ao músculo cardíaco durante o repouso satisfaz as suas necessidades.

No entanto, se o doente começar a fazer exercício físico ou tiver um aumento do ritmo cardíaco devido a stress mental, este vaso deixa de ser estreitado para satisfazer as necessidades do músculo cardíaco e a pessoa sente dores no peito. A maioria dos doentes com doença arterial coronária é assintomática em repouso e em boas condições mentais, e apenas os doentes que sofreram um ataque cardíaco agudo sentem dores no peito em repouso, e estes doentes necessitam de acompanhamento e tratamento de emergência. Vale a pena mencionar que as dores no coração têm uma natureza especial e as dores que são momentâneas e transitórias ou as chamadas dores de tiro e também as dores que são sentidas como um ponto no peito e também as dores que são intensas com o toque e a pressão. Estas dores mudam ou surgem com uma mudança de posição (por exemplo, dores que surgem depois de dormir sobre a mão esquerda). Muitas vezes, estas dores não têm origem no coração e existem outras causas, como dores músculo-esqueléticas e problemas de stress-ansiedade, etc.

Falta de ar

Por vezes, os doentes com doença arterial coronária não sentem dores no peito e, em vez disso, sentem falta de ar ou fadiga prematura. Esta condição é mais comum em mulheres, pessoas idosas, diabéticos e toxicodependentes.

Ataque cardíaco

Se a rutura da placa de gordura no vaso cardíaco levar a uma obstrução completa e súbita desses vasos, a pessoa terá um ataque cardíaco agudo (enfarte do miocárdio) cujos sintomas e sinais são uma dor muito forte e uma pressão nas costelas no peito. Esta dor pode propagar-se aos braços, às mãos ou ao maxilar inferior e pode ser acompanhada de falta de ar, suores, náuseas e vómitos. O tratamento da doença arterial coronária inclui geralmente alterações do estilo de vida e, se necessário, a utilização de determinados medicamentos e alguns procedimentos médicos.

Tratamento da doença arterial coronária

Tratamento caseiro para controlar a congestão das artérias do coração

Fazer as seguintes alterações relacionadas com mudanças de estilo de vida saudável e estar empenhado nessas mudanças pode contribuir muito para melhorar a saúde vascular:

> Deixar de fumar;

> Comer alimentos saudáveis;

> Monda regular;

> Perder peso se tiver excesso de peso;

> Reduzir o stress.

Tratamento medicamentoso da congestão da artéria coronária

Por vezes, pergunta-se qual é o medicamento mais forte para abrir os vasos sanguíneos ou se a veia do coração pode ser parada com um medicamento! Deve dizer-se que podem ser utilizados vários medicamentos para tratar a doença das artérias coronárias. Estes medicamentos podem ser os seguintes:

Medicamentos modificadores do colesterol

Estes medicamentos reduzem (ou corrigem) os depósitos iniciais nas artérias coronárias. Como resultado, os níveis de colesterol, especialmente os da lipoproteína de baixa densidade (LDL ou mau colesterol), são reduzidos. O médico pode escolher entre uma vasta gama de medicamentos, incluindo estatinas, niacina, fibratos e secretagogos de ácidos biliares.

Aspirina

Bloqueadores beta

Bloqueadores dos canais de cálcio

Ranolazina

Nitroglicerina

Inibidores da enzima de conversão da angiotensina.

Tratamento de coágulos sanguíneos sem cirurgia

A angioplastia e a colocação de stents nas artérias coronárias através da pele é um dos métodos para abrir as artérias do coração. O médico insere um tubo estreito e comprido (cateter) na parte estreitada das artérias. Um fio com um balão vazio é passado através do cateter até à área estreitada dos vasos sanguíneos. O balão é então insuflado e comprime os depósitos na parede do vaso para abrir a passagem. É frequentemente deixado um stent na artéria para ajudar a manter a artéria aberta. A maioria dos stents liberta medicamentos lentamente para ajudar a manter as artérias abertas.

Cirurgia de coração aberto

Se a quantidade de oclusão dos vasos sanguíneos for muito elevada ou se a angioplastia não for eficaz, é recomendada a cirurgia de bypass vascular. Ao criar um enxerto, o cirurgião contorna os vasos bloqueados. Este transplante é efectuado utilizando uma veia de outras partes do corpo do doente. Isto permite que o sangue flua à volta da artéria coronária bloqueada ou estreitada. Uma vez que este procedimento requer uma cirurgia de coração aberto, destina-se sobretudo a pessoas com artérias coronárias estreitas.

Visita ao cardiologista

Se tiver factores de risco para doença arterial coronária, incluindo: Hipertensão arterial, colesterol elevado, consumo de tabaco, diabetes, história familiar de doença cardiovascular em familiares de primeiro grau, obesidade. Um cardiologista pode querer examiná-lo para detetar problemas cardiovasculares, especialmente se se queixar de dores no peito, aperto no peito ou sintomas semelhantes. Em caso de suspeita de enfarte do miocárdio, ligue imediatamente para as urgências. Se, por qualquer razão, as urgências não estiverem disponíveis, peça a alguém que o leve ao hospital e, só em último recurso, dirija-se ao hospital com o seu próprio veículo.

Complicações da oclusão da artéria coronária

- Dor no peito;

- Falta de ar ou cansaço excessivo;

- Ataque cardíaco agudo (enfarte do miocárdio).

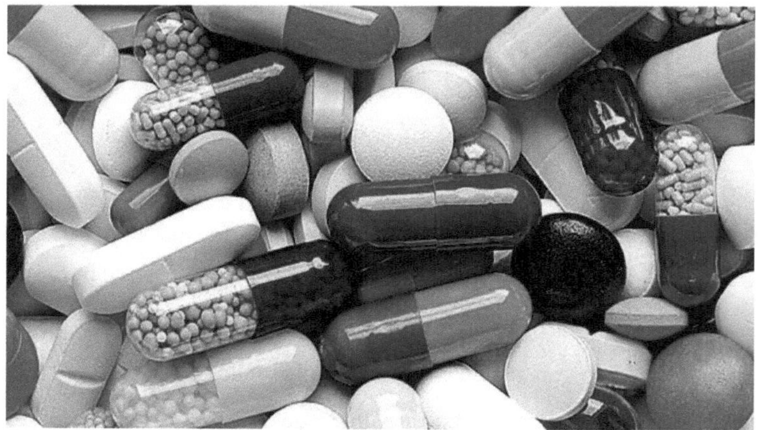

Figura 59. Medicamentos utilizados para doenças comuns, febre, infecções, doenças cardíacas, hipertensão, doenças de pele e anemia, entre outras

Referências

1. Gu, M. e Qin, Y., "Development of left ventricular assist devices," Intertional Journal of Cardiovascular Disease, 36(2): 69-71, 2009.

2. Slaughter, M. S., Rogers, J.G., et al, "Advanced heart failure treated with cotinuous-flow left ventricular assist device," The new England journal of medicine, 17 de novembro de 2009.

3. Mason, D.G., Hilton, A.K. e Salamonsen, R.F., "Deteção fiável de sucção para doertes com bombas de sangue rotativas," ASAIO Journal, 54(4): 359-366, 2008.

4. Ferreira, A., "Um controlador baseado em regras e na deteção de sucção para bombas de sangue rotativas", PhD. Tese de Doutoramento, Universidade de Pittsburgh, Pittsburgh, PA, 2007.

5. Ferreira, A., Boston, J.R., Antaki, J.F., "Um sistema de controlo para bombas de sangue rotativas baseado na deteção de sucção," IEEE Transactions on Biomedical Engineering, 56: 656-665, 2009.

6. Simaan, M.A., Ferreira, A., Chen, S., Antaki, J.F. Galati, D.G., "A Dynamical State Space Representation and Performance Analysis of a Feedback-Controlled Rotary Left Ventricular Assist Device," IEEE Transactions on Control Systems Technology, 11(7): 15-28, 2009.

7. Simaan, M.A., "Modeling and control of rotary heart assist device", Handbook of Automation, Ed S. Norf, Springer Verlag, 1409-1422, 2009.

8. Karantonis, D.M., Lovell, N.H., Ayre, P.J., Mason, D.G. e Cloherty, S.L., "Identification and classification of physiologically significant pumping states in an implantable rotary blood pump," Artificial Organs, 30(9): 671-679, 2006.

9. K., M., "Central venous pressure and pulmonary capillary wedge pressure monitoring", Indian Journal of anaesthesia, 46(4): 298-303, 2002.

10.Abdul-Hakeem H. AlOmari "Non-Invasive Modelling And Controlf Implantable Blood Pumps For Heart Failure Patients" (Modelação e controlo não invasivos de bombas de sangue implantáveis para doentes com insuficiência cardíaca) Universidade de Nova Gales do Sul (UNSW), Sydney, Austrália/ março de 2011.

11.Bitarafan, A.E., Correção do movimento respiratório em imagens SPECT do miocárdio utilizando a técnica respiratória, correlação com a angiografia. 2009.

12.Sayadi O. e Shamsollahi M. B., "A model-based Bayesian framework for ECG beat Segmentation", Physiological Measurement, Vol. 30, No. 3, pp. 335-352, 2009.

13.Mitra M. e Mitra S., "A Software Based Approach for Detection of QRS Vetor of ECG Signal", IFMBE Proceedings, Vol. 15, No.8, pp. 348-351, 2007.

14.Kannathal N., Lim C. M., Acharya U. R. Sadasivan P. K., "Cardiac state diagnosis using adaptive neuro fuzzy technique", Medical Engineering & Physics, Vol. 28, No. 8, pp. 809-815, 2006.

15.de Lannoy G., Frenay B., Verleysen M., Delbeke J., "Supervised ECG Delineation Using the Wavelet Transform and Hidden Markov Models", The Proceedings of IFMBE, Vol. 22, No.3, pp. 22-25, 2008.

16.Y. Ozbay, R. Ceylan, B. Karlik, "A fuzzy clustering neural network architecture for classification of ECG arrhythmias, "Computers in Biology and Medicine 36 (2006) 376-388.

17.Chia-Hung Lin, Yi-Chun Du, Tainsong Chen, "Adaptive Wavelet Network for Multiple Cardiac Arrhythmias Recognition," Expert Systems with Applications 34 (2008) 2601-2611.

18.Benitez D., Gaydecki, P. A., Zaidi A. e Fitzpatrick A. P., "The use of the Hilbert transform in ECG signal analysis", Computers in Biology and Medicine, 31, 399-406, 2001.

    I.   Christov, G. Gomez-Herrero, V. Krasteva, I. Jekova, A. Gotchev, K. Egiazarian, "Comparative study of morphological and time-frequency ECG descriptors for heartbeat classification," Medical Engineering & Physics 28 (2006) 876-887.

19.M. G. Tsipouras, D. I. Fotiadis, "Automatic arrhythmia detection based on time and time-frequency analysis of heart rate variability, "Computer Methods and Programs in Biomedicine (2004) 74. 95-108

20.S. Kar, M. Okandan "Atrial fibrillation classification with artificial neural networks," Pattern Recognition 40 (2007) 2967 - 2973.

21.L. Khadra, A. S. Al-Fahoum, e S. Binajjaj, "A Quantitative Analysis Approach for Cardiac Arrhythmia Classification Using Higher Order Spectral Techniques," IEEE Transactions on Biomed. Eng., Vol. 52, No. 11, Nov. 2005.

22.P. de Chazal, M. O'Dwyer, R. B. Reilly, "Automatic Classification of Heartbeats Using ECG Morphology and Heartbeat Interval Features," IEEE Transactions on Biomed. Eng., Vol. 51, No. 7, Jul. 2004.

23.K. Nopone, J. Kortelainen, T. Seppanen, "Invariant trajectory classification of dynamical systems with a case study on ECG," Pattern Recognition 42 (2009) 1832 - 1844.

24.Tran Thong, James McNames, Mateo Aboy, e Brahm Goldstein, "Prediction of Paroxysmal Atrial Fibrillation by Analysis of Atrial Premature Complexes", IEEE Transactions on Biomedical Engineering, Vol. 51, No. 4, pp.561-569, abril de 2004.

. T. Inan, L. Giovangrandi, G. T. A. Kovacs, "Robust Neural-Network-Based Classification of Premature Ventricular Contractions Using Wavelet Transform and Timing Interval Features," IEEE Transactions on Biomed. Eng., Vol. 53, No. 12, Dez. 2006.

25.Frank B. Sachse, "Computational Cardiology, Modeling of Anatomy, Electrophysiology, and Mechanics", Springer-Verlag Pub., Berlin Heidelberg 2004.

. Sayadi, M. B. Shamsollahi, "A model-based Bayesian framework for ECG beat Segmentation," Physiological Measurement, 30, 335-352, 2009.

26.M. Arzeno Natalia, Zhi-De Deng, e Chi-Sang Poon, "Analysis of First-Derivative Based QRS Detection Algorithms", IEEE Transactions on Biomedical Engineering, Vol. 55, No. 2, pp. 478-484, fevereiro de 2008.

A. Ghaffari, M. R. Homaeinezhad, M. Atarod, M. Akraminia, "Parallel Processing of ECG and Blood Pressure Waveforms for Detection of Acute Hypotensive Episodes: A Simulation Study Using a Risk Scoring

Model," Computer Methods in Biomechanics and Biomedical Engineeing, Taylor & Francis Publishing, In-Press, 2009.

27.D. Benitez, P. A. Gaydecki, A. Zaidi, A. P. Fitzpatrick, "The use of the Hilbert transform in ECG signal analysis," Computers in Biology and Medicine, Vol. 31 pp. 399-406, 2001.

28.B. Kohler, C. Hennig, e R. Orglmeister, "The Principle of Software QRS Detection", IEEE Engineering in Biomedicine and Biology, pp. 42-57, janeiro/fevereiro, 2002.

29.Ghaffari A., Homaeinezhad M. R., Khazraee M., Daevaeiha M., "Segmentation of Holter ECG Waves via Analysis of a Discrete Wavelet-Derived Multiple Skewness-Kurtosis Based Metric," Annals of Biomedical Engineering, Springer Publishing, 38, 1497-1510, 2010.

30.Mitra M., Mitra S., "A Software Based Approach for Detection of QRS Vetor of ECG Signal," IFMBE Proceedings, 15, pp. 348-351, 2007.

31.Martinez J. P., R. Almeida, S. Olmos, A. P. Rocha, P. Laguna, "A Wavelet-Based ECG Delineator: Evaluation on Standard Databases," IEEE Transactions on Biomedical Engineering, Vol. 51, No. 4, pp.570-581, 2004.

A. Ghaffari, M. R. Homaeinezhad, M. Akraminia, M. Atarod, e M. Daevaeiha, "A Robust Wavelet-based Multi-Lead Electrocardiogram Delineation Algorithm," Medical Engineering & Physics, 31:1219-1227, 2009.

32.M. R. Homaeinezhad, A. Ghaffari, H. Najjaran Toosi, M. Tahmasebi, M. M. Daevaeiha, "Robust Delineation of High-

Resolution Ambulatory Holter ECG Events via False-Alarm Controlled Segmentation of a Wavelet-Based Geometrical Decision Statistic," Engineering in Medicine, Accepted, 2010.

33. M. Aboy, J. McNames, T. Thong, Daniel Tsunami, M. S. Ellenby, B. Goldstein, "An Automatic Beat Detection Algorithm for Pressure Signals," IEEE Transactions on Biomedical Engineering, Vol. 52, No. 10, 2005, pp. 1662-1670.

34. M. Aboy, J. McNames e B. Goldstein, "Algoritmo de deteção automática de componentes da forma de onda da pressão intracraniana", em Proc. 23th Int. Conf. IEEE Engineering in Medicine and Biology Society, vol. 3, 2001, pp. 2231-2234.

35. M. Aboy, C. Crespo, J. McNames e B. Goldstein, "Algoritmo de deteção automática de componentes do sinal de pressão fisiológica", em Proc. 24th Int. Conf. IEEE Engineering in Medicine and Biology Society and Biomedical Engineering Society, 1, 2002, 196-197.

36. N. Kannathal, C.M. Lim, U. R. Acharya, P. K. Sadasivan, "Cardiac state diagnosis using adaptive neuro fuzzy technique," Medical Engineering & Physics, 28, 809-815, 2006.

37. G. de Lannoy, B. Frenay, M. Verleysen, J. Delbeke, "Supervised ECG Delineation Using the Wavelet Transform and Hidden Markov Models," The Proceedings of IFMBE, Vol. 22, pp. 22-25, 2008.

A. Bartolo, B. D. Clymer, R. C. Burgess, J. P. Turnbull, J. A. Golish, M. C. Perry, "An Arrhythmia Detetor and Heart Rate Estimator for Overnight Polysomnography Studies," IEEE Transactions on Biomed. Eng., Vol. 48, No. 5, maio de 2001.

38. M. Nilsson, P. Funk, E. M.G. Olsson, B. von Scheele, N. Xiong, "Apoio à decisão clínica para o diagnóstico de perturbações relacionadas com o stress através da aplicação de conhecimentos médicos psicofisiológicos a um sistema de aprendizagem baseado em instâncias," Artificial Intelligence in Medicine (2006) 36, 159-176.

39. P. de Chazal, R. B. Reilly, "A Patient-Adapting Heartbeat Classifier Using ECG Morphology and Heartbeat Interval Features," IEEE Transactions on Biomed. Eng., Vol. 53, No. 12, Dez. 2006.

40. M. G. Tsipouras, D. I. Fotiadis, "Automatic arrhythmia detection based on time and time-frequency analysis of heart rate variability, "Computer Methods and Programs in Biomedicine (2004) 74, 95-108.

41. Sung-Nien Yu, Kuan-To Chou, "Integration of independent component analysis and neural networks for ECG beat classification," Expert Systems with Applications 34 (2008) 2841-2846.

42. S. N. Yu, K. T. Chou, "Selection of significant independent components for ECG beat classification," Expert Systems with Applications 36 (2009) 2088-2096.

43. U. R. Acharya, M. Sankaranarayanan, J. Nayak, C. Xiang, T. Tamura, "Automatic identification of cardiac health using modeling techniques: A comparative study," Information Sciences 178 (2008) 4571-4582.

44. N. Kannathal, C.M. Lim, U. Rajendra Acharya, P. K. Sadasivan, "Cardiac state diagnosis using adaptive neuro-fuzzy technique," Medical Engineering & Physics 28 (2006) 809-815.

45. B. Mohammadzadeh Asl, S. Kamaledin Setarehdan, M. Mohebbi, "Support vetor machine-based arrhythmia

classification using reduced features of heart rate variability signal," Artificial Intelligence in Medicine (2008) 44, 51-64.

46. S. N. Yu, K. T. Chou, "A switchable scheme for ECG beat classification based on independent component analysis," Expert Systems with Applications 33 (2007) 824-829.

47. Y. Ozbay, R. Ceylan, B. Karlik, "A fuzzy clustering neural network architecture for classification of ECG arrhythmias, "Computers in Biology and Medicine 36 (2006) 376-388.

48. Chia-Hung Lin, Yi-Chun Du, Tainsong Chen, "Adaptive wavelet network for multiple cardiac arrhythmias recognition," Expert Systems with Applications 34 (2008) 2601-2611.

49. P. de Chazal, M. O'Dwyer, R. B. Reilly, "Automatic Classification of Heartbeats Using ECG Morphology and Heartbeat Interval Features," IEEE Transactions on Biomed. Eng., Vol. 51, No. 7, Jul. 2004.

50. K. Polat, S. Gunes, "Detection of ECG Arrhythmia using a differential expert system approach based on principal component analysis and least square support vetor machine," Applied Mathematics and Computation 186 (2007) 898-906.

51. Y. C. Yeh, W. J. Wang, C. W. Chiou, "Cardiac arrhythmia diagnosis method using linear discriminant analysis on ECG signals," Measurement 42 (2009) 778-789.

    I. Christov, I. Jekova G. Bortolan, "Premature ventricular contraction classification by the Kth nearest-neighbours rule," Physiol. Meas. 26 (2005) 123-130.

52. F. A. Minhas, M. Arif, "Robust electrocardiogram (ECG) beat classification using discrete wavelet transform," Physiological Measurement, 29 (2008) 555-570.

53. V. Chudacek1, G. Georgoulas, L. Lhotska, C. Stylios, M. Petrık, M. Cepek, "Examining cross-database global training to evaluate five different methods for ventricular beat classification," Physio_. Meas. 30 (2009) 661-677.

54. T. P. Exarchos, M G. Tsipouras, C. P. Exarchos, C. Papaloukas, D. I. Fotiadis, L. K. Michalis, "A methodology for the automated creation of fuzzy expert systems for ischaemic and arrhythmic beat classification based on a set of rules obtained by a decision tree," Artificial Intelligence in Medicine (2007) 40, 187-200.

    I.   Christov, G. Bortolan, "Ranking of pattern recognition parameters for premature ventricular contractions classification by neural networks," Physiol. Meas. 25 (2004) 1281-1290.

55. K. Polat, S. Kara, A. Güven, S. Günes, "Usage of class dependency based feature selection and fuzzy weighted pre-processing methods on classification of macular disease," Expert Systems with Applications 36 (2009) 2584-2591.

56. H. Liu, J. Sun, L. Liu, H. Zhang, "Seleção de caraterísticas com informação mútua dinâmica," Pattern Recognition 42 (2009) 1330 - 1339.

57. N. Abe, M. Kudo, "Non-parametric classifier-independent feature selection," Pattern Recognition 39 (2006) 737 - 746.

58. H. Peng, F. Long, C. Ding, "Seleção de caraterísticas com base na informação mútua: Criteria of Max-Dependency, Max-Relevance, and Min-Redundancy," IEEE Transactions on Pattern Analysis and Machine Intelligence, Vol. 27, No. 8, Aag. 2005.

59. Chia-Hung Lin, Yi-Chun Du, T. Chen, "Nonlinear interpolation fractal classifier for multiple cardiacarrhythmias recognition," Chaos, Solitons and Fractals 42 (2009) 2570-2581.

60. Y. Wang, Y. Zhu, N. V. Thakor, Y. Xu, "A Short-Time Multifractal Approach for Arrhythmia Detection Based on Fuzzy Neural Network," IEEE Transactions on Biomed. Eng., Vol. 48, No. 9, Sep. 2001.

61. R. Rohani Sarvestani, R. Boostani, M. Roopaei, "VT and VF classification using trajectory analysis," Nonlinear Analysis, In-Press, 2009.

62. K. Nopone, J. Kortelainen, T. Seppanen, "Invariant trajectory classification of dynamical systems with a case study on ECG," Pattern Recognition 42 (2009) 1832 - 1844.

63. R. J. Povinelli, M. T. Johnson, A. C. Lindgren, F. M. Roberts, J. Ye, "Statistical Models of Reconstructed Phase Spaces for Signal Classification," IEEE Transactions on Signal Processing, Vol. 54, No. 6, Jun. 2006.

64. M. I. Owis, A. H. Abou-Zied, A. M. Youssef, Y. M. Kadah, "Study of Features Based on Nonlinear Dynamical Modeling in ECG Arrhythmia Detection and Classification," IEEE Transactions on Biomed. Eng., Vol. 49, No. 7, Jul. 2002.

65. S. N. Yu, Y. H. Chen, "Noise-tolerant electrocardiogram beat classification based on higher order statistics of subband components," Artificial Intelligence in Medicine (2009) 46, 165-178.

66. L. Khadra, A. S. Al-Fahoum, e S. Binajjaj, "A Quantitative Analysis Approach for Cardiac Arrhythmia Classification Using Higher Order Spectral Techniques," IEEE Transactions on Biomed. Eng., Vol. 52, No. 11, Nov. 2005.

Christov, G. Gomez-Herrero, V. Krasteva, I. Jekova, A. Gotchev, K. Egiazarian, "Comparative study of morphological and time-frequency ECG descriptors for heartbeat classification," Medical Engineering & Physics 28 (2006) 876-887.

67. Chia-Hung Lin, "Frequency-domain features for ECG beat discrimination using grey relational analysis-based classifier," Computers and Mathematics with Applications 55 (2008) 680-690.

68. S. Kar, M. Okandan "Atrial fibrillation classification with artificial neural networks," Pattern Recognition 40, 2967 - 2973, 2007.

69. M. Stridh, L. Sörnmo, C. J. Meurling, S. B. Olsson, "Sequential Characterization of Atrial Tachyarrhythmias Based on ECG Time-Frequency Analysis," IEEE Transactions on Biomed. Eng., Vol. 51, No. 1, Jan. 2004.

I. Jekova, G. Bortolan, I. Christov, "Assessment and comparison of different methods for heartbeat classification," Medical Engineering & Physics 30 (2008) 248-257.

70. W. Jiang, S. G. Kong, "Block-Based Neural Networks for Personalized ECG Signal Classification," IEEE Transactions on Neural Network, Vol. 18, No. 6, Nov. 2007.

71. G. K. Prasad, J. S. Sahambi, "Classification of ECG arrhythmias using multi resolution analysis and neural networks Conf. Convergent Technologies Bangalore, Índia, 2003.

72. S. Osowski, T. Markiewicz, L. Tran Hoai, "Sistema de reconhecimento e classificação de arritmias utilizando um conjunto de redes neuronais," Measurement 41 (2008) 610-617.

73.Mehmet Korurek, Ali Nizam, "A new arrhythmia clustering technique based on Ant Colony Optimization," Journal of Biomedical Informatics 41 (2008) 874-881.

74.Rahime Ceylan, Yuksel Ozbay, "Comparison of FCM, PCA and WT techniques for classification ECG arrhythmias using artificial neural network," Expert Systems with Applications 33 (2007) 286-295.

75.Rahime Ceylan, Yüksel Uzbay, Bekir Karlik, "A novel approach for classification of ECG arrhythmias: Type-2 fuzzy clustering neural network," Expert Systems with Applications 36 (2009) 6721-6726.

76.Mehmet Korürek, Ali Nizam, "Clustering MIT-BIH arrhythmias with Ant Colony Optimization using time domain and PCA compressed wavelet coefficients," Digital Signal Processing, In-Press 2010.

77.David Cuesta-Frau, Juan C. Perez-Cortes, Gabriela Andreu-Garcia, "Clustering of electrocardiograph signals in computer-aided Holter analysis," Computer Methods and Programs in Biomedicine 72 (2003) 179-196.

78.Yimin Xiong, Dit-Yan Yeung, "Time series clustering with ARMA mixtures," Pattern Recognition 37 (2004) 1675 - 1689.

79.Yüksel Uzbay, Rahime Ceylan, Bekir Karlik, "A fuzzy clustering neural network architecture for classification of ECG arrhythmias," Computers in Biology and Medicine 36 (2006) 376-388.

80.Lloyd-Jones, D., Adams, R. J., Brown, T. M., Carnethon, M., Dai, S., De Simone, G., e Wylie-Rosett, J. (2010). Estatísticas de doenças cardíacas e AVC, um relatório da American Heart Association. Circulation, 121(7), e46-e62.

81.Petitjean, C., Dacher, J. N. (2011). Uma revisão dos métodos de segmentação em imagens de RM cardíaca de eixo curto. Análise de imagens médicas, 15(2), 169-184.

82.Shors, S. M., Fung, C. W., François, C. J., Finn, J. P., e Fieno, D. S. (2004). Quantificação precisa da massa ventricular direita em imagens de RM usando imagens rápidas verdadeiras do Cine com precessão de estado estacionário: Study in Dogs 1. Radiologia, 230(2), 383-388.

83.Ghose, S. (2009). Deformable Model based Computation of Ejection Fraction of Right Ventricle from Cine MRI (Doctoral dissertation, A Thesis Submitted for the Degree of M. Sc. Erasmus Mundus in Vision and Robotics,(VIBOT), University of Bourgogne).

84.Alfakih, K., Plein, S., Thiele, H., Jones, T., Ridgway, J. P., e Sivananthan, M. U. (2003). Normal human left and right ventricular dimensions for MRI as assessed by turbo gradient echo and steady-state free precession imaging sequences. Journal of Magnetic Resonance Imaging, 17(3), 323-329.

85.Rougon, N., Petitjean, C., Prêteux, F., Cluzel, P., e Grenier, P. (2005). Uma abordagem de registo não-rígida para quantificar a contração do miocárdio em MRI marcada utilizando medidas de informação generalizadas. Medical Image Analysis, 9(4), 353-375.

86.Cocosco, C. A., Netsch, T., Sénégas, J., Bystrov, D., Niessen, W. J., e Viergever, M. A. (2004, junho). Computação automática da região de interesse cardíaco em RM estrutural cine 3D. In International Congress Series,1268 , 1126-1131.

87.Huang, J., Huang, X., Metaxas, D., e Axel, L. (2007, abril). Localização e segmentação do coração com base em textura dinâmica em imagens cardíacas 4-d. Em Biomedical Imaging: From Nano to Macro (ISBI), 852-855.

88.Jolly, M. P. (2008). Recuperação automática do pool sanguíneo do ventrículo esquerdo em imagens de RM cine cardíaca. Em Computação de Imagens Médicas e Intervenção Assistida por Computador (MICCAI), 110-118.

89.Pednekar, A., Kurkure, U., Muthupillai, R., Flamm, S., e Kakadiaris, I. A. (2006). Automated left ventricular segmentation in cardiac MRI. Biomedical Engineering, IEEE Transactions on, 53(7), 1425-1428.

90.Gering, D. T. (2003). Automatic segmentation of cardiac MRI. Em Medical Image Computing and Computer-Assisted Intervention-MICCAI, 524-532.

91.Lin, X., Cowan, B. R., e Young, A. A. (2006). Deteção automatizada do ventrículo esquerdo em imagens de RM 4D: experiência de um grande estudo. Em Medical Image Computing and Computer-Assisted Intervention-MICCAI , 728-735.

92.Jolly, M. P., Duta, N., e Funka-Lea, G. (2001). Segmentação do ventrículo esquerdo em imagens de RM cardíaca. Em Computer Vision, 2001. ICCV 2001, 1, 501-508.

93.Viola, P., e Jones, M. (2001). Deteção rápida de objectos utilizando uma cascata reforçada de caraterísticas simples. Em Computer Vision and Pattern Recognition, 2001. CVPR 2001, 1, 511-518.

94.Katouzian, A., Prakash, A., e Konofagou, E. (2006, agosto). Uma nova técnica automatizada para a segmentação dos ventrículos esquerdo e direito em imagens de ressonância magnética. Na Sociedade de Engenharia em Medicina e

Biologia, 2006. EMBS 06. 28ª Conferência Internacional Anual do IEEE, 3074-3077.

95.Üzümcü, M., van der Geest, R. J., Swingen, C., Reiber, J. H., e Lelieveldt, B. P. (2006). Seguimento contínuo no tempo e segmentação de imagens de ressonância magnética cardiovascular utilizando programação dinâmica multidimensional. Investigative radiology, 41(1), 52-62.

96.Yeh, J. Y., Fu, J. C., Wu, C. C., Lin, H. M., e Chai, J. W. (2005). Deteção da borda do miocárdio por programação dinâmica branch-and-bound em imagens de ressonância magnética. Métodos e programas de computador em biomedicina, 79(1), 19-29.

97.Liu, N., Crozier, S., Wilson, S., Liu, F., Appleton, B., Trakic, A., e Riley, R. (2006, janeiro). Extração do ventrículo direito por algoritmo de baixo nível e baseado em modelos. Na Sociedade de Engenharia em Medicina e Biologia, IEEE-EMBS, 1607-1610.

98.Cousty, J., Najman, L., Couprie, M., Clément-Guinaudeau, S., Goissen, T., e Garot, J. (2010). Segmentação de ressonância magnética cardíaca 4D: Método automatizado baseado em cortes de bacias hidrográficas espácio-temporais. Image and Vision Computing, 28(8), 1229-1243.

99.Cassen, C., Domenger, J. P., Braquelaire, J. P., e Barat, J. L. (2001). Segmentação do ventrículo esquerdo em imagens de ressonância magnética. Em Image and Signal Processing and Analysis, ISPA 200, Pula, Croácia, 244-249.

100.   Noble, N. M., Hill, D. L., Breeuwer, M., Schnabel, J. A., Hawkes, D. J., Gerritsen, F. A., e Razavi, R. (2002). Myocardial delineation via registration in a polar coordinate system. Em

Medical Image Computing and Computer-Assisted Intervention-MICCAI, 651-658.

101. Kulkarni, R. V., e Venayagamoorthy, G. K. (2010). Algoritmos bio-inspirados para implantação e localização autónomas de nós sensores. Systems, Man, and Cybernetics, Part C: Applications and Reviews, IEEE Transactions on, 40(6), 663-675.

102. Kapur, J. N., Sahoo, P. K., e Wong, A. K. C. (1985). Um novo método para a limiarização de imagens a nível de cinzento utilizando a entropia do histograma. Computer vision, graphics, and image processing, 29(3), 273-285.

103. Sathya, P. D., e Kayalvizhi, R. (2010). Procedimento de seleção de tsallistresholding baseado em PSO para segmentação de imagens. Revista Internacional de Aplicações Informáticas, 5(4), 39-46.

104. Dempster, A. P., Laird, N. M., e Rubin, D. B. (1977). Maximum likelihood from incomplete data via the EM algorithm. Journal of the Royal statistical Society, 39(1), 1-38.

105. Stalidis, G., Maglaveras, N., Efstratiadis, S. N., Dimitriadis, A. S., e Pappas, C. (2002). Esquema de processamento baseado em modelos para análise quantitativa de ressonância magnética cardíaca 4-D. Information Technology in Biomedicine, IEEE Transactions on, 6(1), 59-72.

106. Kedenburg, G., Cocosco, C. A., Köthe, U., Niessen, W. J., Vonken, E. J. P., e Viergever, M. A. (2006, março). Automatic cardiac MRI myocardium segmentation using graphcut. Em Medical Imaging, Sociedade Internacional de Ótica e Fotónica, 61440A-61440A.

107.   Kass, M., Witkin, A., e Terzopoulos, D. (1988). Snakes: Modelos de contorno activos. Revista internacional de visão computacional, 1(4), 321-331.

108.   Osher, S., e Sethian, J. A. (1988). Frentes que se propagam com velocidade dependente da curvatura: algoritmos baseados nas formulações de Hamilton-Jacobi. Journal of computational physics, 79(1), 12-49.

109.   Paragios, N. (2002). Uma abordagem variacional para a segmentação do ventrículo esquerdo na análise de imagens cardíacas. Jornal Internacional de Visão Computacional, 50(3), 345-362.

110.   El Berbari, R., Bloch, I., Redheuil, A., Angelini, E., Mousseaux, E., Frouin, F., e Herment, A. (2007, agosto). Uma segmentação miocárdica automatizada em ressonância magnética cardíaca. Na Sociedade de Engenharia em Medicina e Biologia, 2007. EMBS 2007. 29ª Conferência Internacional Anual do IEEE, 4508-4511.

111.   Jolly, M. P. (2006). Automatic segmentation of the left ventricle in cardiac MR and CT images. International Journal of Computer Vision, 70(2), 151-163.

112.   Pham, Q. C., Vincent, F. C. P. C. P., Clarysse, P., Croisille, P., e Magnin, I. E. (2001). Um modelo deformável baseado no MEF para a segmentação 3D e o rastreamento do coração na ressonância magnética cardíaca. Em Image and Signal Processing and Analysis, 2001. ISPA 2001, 250-254.

113.   Zhukov, L., Bao, Z., Guskov, I., Wood, J., e Breen, D. (2002, fevereiro). Dynamic deformable models for 3D MRI heart segmentation. Em SPIE Medical Imaging, 46 , 1398-1405.

114.   Montagnat, J., e Delingette, H. (2005). Modelos deformáveis 4D com restrições temporais: aplicação à

segmentação de imagens cardíacas 4D. Medical Image Analysis, 9(1), 87-100.

115. Heiberg, E., Wigstrom, L., Carlsson, M., Bolger, A. F., e Karlsson, M. (2005, setembro). Time resolved three-dimensional automated segmentation of the left ventricle. Em Computadores em Cardiologia, IEEE, 599-602.

116. Lynch, M., Ghita, O., e Whelan, P. F. (2008). Segmentação do ventrículo esquerdo do coração em dados de RMN 3-D+ t utilizando um modelo temporal não-rígido optimizado. Medical Imaging, IEEE Transactions on, 27(2), 195-203.

117. Billet, F., Sermesant, M., Delingette, H., e Ayache, N. (2009). Recuperação do movimento cardíaco e estimativa das condições de fronteira através do acoplamento de um modelo eletromecânico e de dados de cine-RM. Em Functional Imaging and Modeling of the Heart, Springer Berlin Heidelberg, 376-38.

118. Frangi, A. F., Rueckert, D., Schnabel, J. A., e Niessen, W. J. (2002). Construção automática de modelos estatísticos tridimensionais de formas de múltiplos objectos: Application to cardiac modeling. Medical Imaging, IEEE Transactions on, 21(9), 1151-1166.

119. Heimann, T., e Meinzer, H. P. (2009). Modelos estatísticos de forma para segmentação de imagens médicas em 3D: A review. Medical image analysis, 13(4), 543-563.

120. Rohlfing, T., Brandt, R., Menzel, R., Russakoff, D. B., e Maurer Jr, C. R. (2005). Quo vadis, segmentação baseada em atlas? Em Handbook of Biomedical Image Analysis (Manual de análise de imagens biomédicas), 435-486.

121. Lynch, M., Ghita, O., & Whelan, P. F. (2006). Segmentação do miocárdio do ventrículo esquerdo usando um

conjunto de níveis acoplado com conhecimento a priori. Computerized Medical Imaging and Graphics, 30(4), 255-262.

122.	Tsai, A., Yezzi Jr, A., Wells, W., Tempany, C., Tucker, D., Fan, A., ... e Willsky, A. (2003). Uma abordagem baseada em formas para a segmentação de imagens médicas usando conjuntos de níveis. Medical Imaging, IEEE Transactions on, 22(2), 137-154.

123.	Senegas, J., Cocosco, C. A., e Netsch, T. (2004, maio). Model-based segmentation of cardiac MRI cine sequences: a Bayesian formulation. Em Medical Imaging, Sociedade Internacional de Ótica e Fotónica, 432-443.

124.	Mitchell, S. C., Bosch, J. G., Lelieveldt, B. P., van der Geest, R. J., Reiber, J. H., e Sonka, M. (2002). 3-D active appearance models: segmentation of cardiac MR and ultrasound images. Medical Imaging, IEEE Transactions on, 21(9), 1167-1178.

125.	Stegmann, M. B., Nilsson, J. C., e Grønning, B. A. (2001). Segmentação automatizada de imagens de ressonância magnética cardíaca. Proc, Sociedade Internacional de Ressonância Magnética em Medicina-ISMRM 2001, Glasgow, Escócia, Reino Unido, 9. 827.

126.	Mitchell, S. C., Lelieveldt, B. P., van der Geest, R. J., Bosch, H. G., Reiver, J. H. C., e Sonka, M. (2001). Multistage hybrid active appearance model matching: segmentação dos ventrículos esquerdo e direito em imagens de RM cardíaca. Medical Imaging, IEEE Transactions on, 20(5), 415-423.

127.	Zhang, H., Wahle, A., Johnson, R. K., Scholz, T. D., e Sonka, M. (2010). Análise de imagens de RM cardíaca 4-D: morfologia e função do ventrículo esquerdo e direito. Medical Imaging, IEEE Transactions on, 29(2), 350-364.

128. Zambal, S., Hladůvka, J., e Bühler, K. (2006). Melhorando a segmentação do ventrículo esquerdo usando um modelo estatístico de dois componentes. Em Medical Image Computing and Computer-Assisted Intervention-MICCAI, Springer Berlin Heidelberg, 151-158.

129. Üzümcü, M., Frangi, A. F., Sonka, M., Reiber, J. H., e Lelieveldt, B. P. (2003). Modelos de aparência ativa ICA vs. PCA: Aplicação à segmentação de RM cardíaca. Em Medical Image Computing and Computer-Assisted Intervention-MICCAI, Springer Berlin Heidelberg, 451-458.

130. Ordas, S., Van Assen, H. C., Boisrobert, L., Laucelli, M., Puente, J., Lelieveldt, B. P., e Frangi, A. F. (2005). Modelação estatística e segmentação em ressonância magnética cardíaca utilizando uma abordagem de computação em grelha. Em Advances in Grid Computing-EGC, Springer Berlin Heidelberg, 6-15.

131. Abi-Nahed, J., Jolly, M. P., e Yang, G. Z. (2006). Modelos de forma activos e robustos: Uma ferramenta de segmentação automática robusta, genérica e simples. Em Medical Image Computing and Computer-Assisted Intervention-MICCAI, Springer Berlin Heidelberg, 1-8.

132. Mitchell, S. C., Bosch, J. G., Lelieveldt, B. P., van der Geest, R. J., Reiber, J. H., e Sonka, M. (2002). 3-D active appearance models: segmentation of cardiac MR and ultrasound images. Medical Imaging, IEEE Transactions on, 21(9), 1167-1178.

133. Mitchell, S. C., Lelieveldt, B. P., van der Geest, R. J., Bosch, H. G., Reiver, J. H. C., e Sonka, M. (2001). Multistage hybrid active appearance model matching: segmentação dos

ventrículos esquerdo e direito em imagens de RM cardíaca. Medical Imaging, IEEE Transactions on, 20(5), 415-423.

134.   Lorenzo-Valdés, M., Sanchez-Ortiz, G. I., Mohiaddin, R., e Rueckert, D. (2002). Segmentação baseada em atlas e rastreamento de imagens de RM cardíaca 3D usando registro não rígido. Em Medical Image Computing and Computer-Assisted Intervention-MICCAI, Springer Berlin Heidelberg, 642-650.

135.   Lötjönen, J., Kivistö, S., Koikkalainen, J., Smutek, D., e Lauerma, K. (2004). Statistical shape model of atria, ventricles and epicardium from short-and long-axis MR images. Medical image analysis, 8(3), 371-386.

136.   Lorenzo-Valdés. M., Sanchez-Ortiz, G. I., Elkington, A. G., Mohiaddin, R. H., e Rueckert, D. (2004). Segmentação de imagens de RM cardíaca 4D usando um atlas probabilístico e o algoritmo EM. Medical Image Analysis, 8(3), 255-265.

137.   Alrashidi, M. R , e El-Hawary, M. E. (2006). Um estudo das aplicações de otimização por enxame de partículas em operações de sistemas de energia. Electric Power Components and Systems, 34(12), 1349-1357.

138.   Stevens C., Remme E., LeGrice I. e Hunter P.J. "Ventricular mechanics in diastole: material parameter sensitivity." Journal of Biomechanics, Vol. 36, (pp.737-748), 2003.

139.   Mooney R., Sullivan C.O., Ryan J. e Bell C. "The Construction of a Volumetric Cardiac Model for Real-time ECG Simulation". Sessões de Poster da Conferência de inverno sobre Computação Gráfica. 2003.

140.   Van Loon R., Anderson P.D. e Van F.N." Um método de interação fluido-estrutura com contacto sólido-rígido para a

dinâmica de válvulas cardíacas". Journal of Computational Physics. Vol 217, (pp.806-823). 2006.

141.   Carmody C.J., Burriesci G., Howard I.C e Patterson E.A. "An approach to the simulation of fluid-structure interaction in the aortic valve." Journal of Biomechanics. Vol 39, (pp. 158-169). 2006.

142.   Vigmond E., Clements, McQueen D.M e Peskin C.S. "Effect of bundle branch block on cardiac output: Um estudo de simulação do coração inteiro". Biophysics & Molecular Biology. (pp. 520-542). 2008.

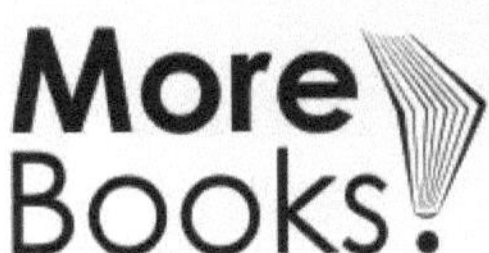

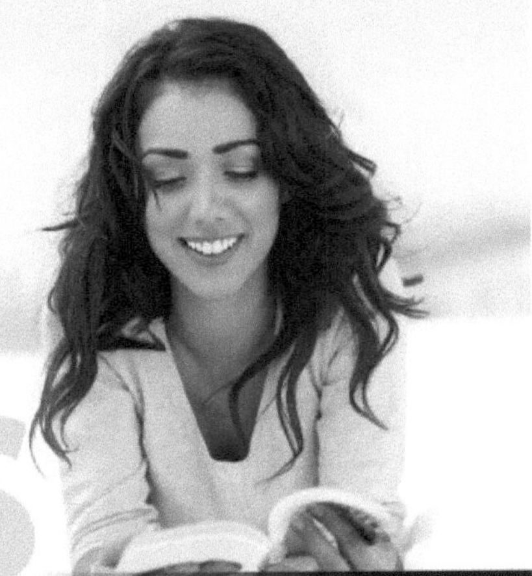

yes
I want morebooks!

Buy your books fast and straightforward online - at one of world's fastest growing online book stores! Environmentally sound due to Print-on-Demand technologies.

Buy your books online at
www.morebooks.shop

Compre os seus livros mais rápido e diretamente na internet, em uma das livrarias on-line com o maior crescimento no mundo! Produção que protege o meio ambiente através das tecnologias de impressão sob demanda.

Compre os seus livros on-line em
www.morebooks.shop

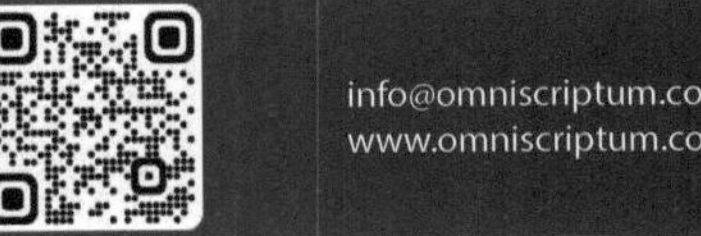

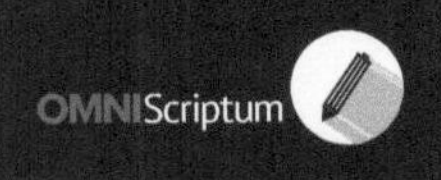

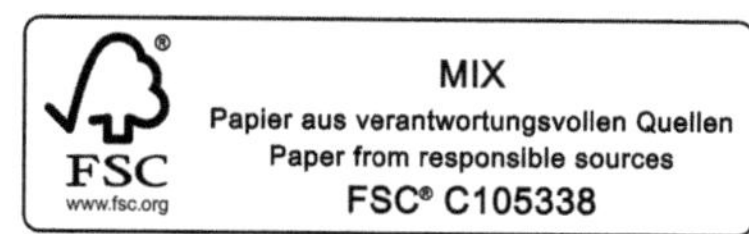

Printed by Books on Demand GmbH, Norderstedt / Germany